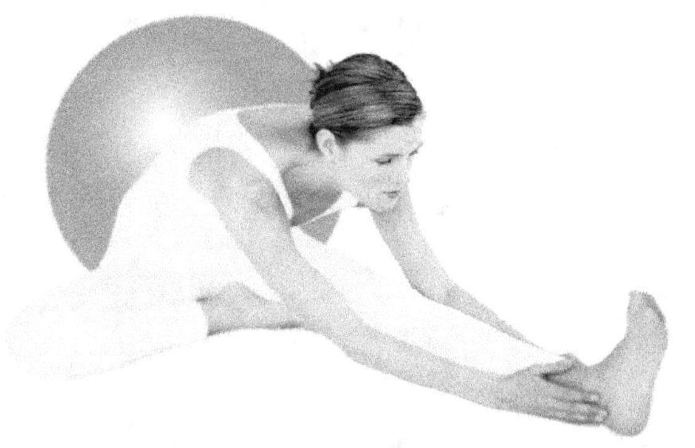

PILATES

ZENN | el método para modelar, flexibilizar y tonificar el cuerpo

Zenn
Pilates - 1a ed. - Buenos Aires: Dos Tintas, 2008.

1. Gimnasia-Pilates. I. Título
CDD 796.4

Este libro es solo informativo. No debe interpretarse como una opinión profesional.
Consulte siempre a su médico de confianza.

ÍNDICE

PRÓLOGO

No es yoga, ni la típica clase de un gimnasio, sino una mezcla de ambos pero distinta a cualquiera de los dos. Se trata de un método que su propio inventor denominó "Controlaría" y que según sus partidarios, mejora la condición física y mental de la persona de forma tal que se puede hablar de un antes y un después de probarlo. Sus primeros adeptos han sido estrellas de Hollywood como Jodie Foster, Madonna o Julia Roberts, pero ahora esta técnica es cada vez más demandada por el gran público.

El paso del tiempo ha demostrado que el mercado del fitness es un mundo dinámico y competitivo, que constantemente está presentando novedades a los interesados en tener un cuerpo bien formado, fuerte, bello y flexible. Muchos son los métodos que irrumpen en ese escenario impulsados por las fuerzas de la publicidad y la moda pero pocos son los sistemas novedosos que llegan para quedarse. Pilates parece ser un método que pertenece a estos últimos... ¿Por qué? ¿Para qué sirve? ¿Cómo funciona? ¿Qué tiene de especial o diferente a los demás? ¿Quiénes pueden practicarlo? ¿Ilusión o realidad?

Estos serán algunos de los interrogantes que trataremos de dilucidar a través del recorrido de este libro, el cual está destinado a todos aquellos que están interesados en buscar un buen sistema de acondicionamiento corporal que permita, entre otras cosas, mejorar la circulación, reducir el estrés o fomentar la resistencia física, donde el aspecto físico y mental vayan de la mano haciendo honor a la vieja frase "mens sana in corpore sano".

Lo invitamos a que nos acompañe.

INTRODUCCIÓN

"La forma física no se puede lograr sólo con ilusiones ni se puede comprar". (Joseph Pilates)

Las técnicas de ejercicios para la mente y el cuerpo conocidas como "Pilates", han explotado en popularidad en todo el mundo durante los últimos diez años a pesar de tener más de 80 años de historia. Se trata de un método de acondicionamiento físico que combina gimnasia, yoga, ballet y quinesiología. Fue creado por Joseph Pilates, quien lo definió como: "La ciencia y el arte del desarrollo coordinado de la mente, el cuerpo y el espíritu a través de movimientos naturales bajo el estricto control de la voluntad", al cual le dio el nombre de "Controlología".
Aparte de mejorar las condiciones físicas, este método puede ayudar al entrenamiento para relajar la mente y al control del estrés y el equilibrio corporal.
Su práctica se extiende por todo el mundo y su popularidad ha aumentado gracias a que es seguido por un nutrido grupo de personajes pertenecientes a la danza, la música, el cine y deportistas de alto nivel (Jeniffer López, Liv Tyler, Bruce Willis, Sylvester Stallone, Madonna, Demi Moore, Julia Roberts, Juliette Binoche, Sally Field, entre otros). La clave de su éxito radica en que se trata de un sistema de acondicionamiento físico que permite ponerse en forma, curar lesiones o entrenar a fondo de una forma suave, diferente y muy agradable. No se basa en el esfuerzo físico ni en la quema de grasas a cualquier precio sino que es un método que apuesta por un nuevo enfoque de la actividad física, donde prima la reeducación postural y una apertura a las prácticas cuerpo y mente.

Pilates reúne la filosofía del ejercicio occidental, dinámico y centrado en la física muscular, con la oriental, que trabaja el control corporal y la fluidez, basándose en la respiración y la relajación activa.

De hecho, el entrenamiento Pilates requiere una profunda concentración, que ayuda a tomar conciencia del propio cuerpo, de su funcionamiento y sus debilidades contribuyendo a aumentar el autocontrol y el cuidado del físico.

El método consta de una rutina de más de 600 ejercicios con sus variantes, que incluyen ejercicios en colchoneta o máquinas y donde se propone dar énfasis a lo que Pilates llamó: "Powerhouse" o "Mansión del poder", es decir, a la musculatura de los abdominales, paraespinales y glúteos.

Estos ejercicios deben realizarse de forma lenta y controlada, buscando la precisión en los mismos con pocas repeticiones y donde cada movimiento está diseñado para ejercitar cada músculo en su máxima extensión.

Tan sólo quien no haya probado este método puede decir que son ejercicios ideales para perezosos, pues requieren de un esfuerzo y una voluntad para llevarlos a cabo y, si no se está en forma, al principio cuesta. Pero se trata de eso, potenciar la musculatura, aumentar la flexibilidad y elasticidad y aprender una correcta postura corporal.

CAPÍTULO 1·

HISTORIA DEL
MÉTODO

1.1 - ¿Quién fue Joseph Pilates?

El método nació por una "debilidad". Joseph Hubertus Pilates (1880-1967), su inventor, nació en Mönchengladbach, una pequeña ciudad cerca de Düsseldorf, Alemania. Su infancia fue dura ya que padeció muchas enfermedades tales como asma, raquitismo y fiebres reumáticas, por lo que decidió estudiar el cuerpo humano y la manera de fortalecer el suyo con el ejercicio. Sus limitaciones físicas lo llevaron a desarrollar un sistema único, que le permitió trabajar y mejorar su físico débil y enfermizo. Su sistema funcionó a tal punto que se convirtió en un buen atleta, nadador, boxeador y entrenador de defensa personal. Por esta última disciplina fue elegido en 1912 por Scotland Yard para el entrenamiento de sus detectives.

En Inglaterra, durante la Primera Guerra Mundial (1914-1918), fue encarcelado en un campo de concentración, debido a que era alemán. Allí se empleó como enfermero y desarrolló su metodología para mejorar el estado de salud de otros internos; rehabilitó a soldados heridos con lo poco que tenía a mano. Fue entonces cuando inventó una especie de camilla de trabajo con los resortes de las cuchetas, cuerdas, pesas y pisos deslizantes y la bautizó con el nombre de "El reformer".

Al finalizar la guerra, Pilates se trasladó a Alemania y de regreso a su país, dedicó su método a la rehabilitación de ex combatientes con diversas secuelas. Comenzó a utilizar cuerdas, poleas y otros elementos que eran indispensables para personas que padecían invalidez, pero que también se mostraron útiles para cualquiera que quisiera usar su cuerpo para entrenar.

Su método incorporó el aporte de otras técnicas, algunas milenarias como el Yoga y el Tai Chi, y otras conectadas con el baile y la expresión logrando tal renombre que hasta el mismo Adolf Hitler le pidió que entrenara a la armada alemana para futuros conflictos. Pilates se negó a entrenar al ejército alemán y debió exiliarse en Nueva York, donde fundó su propio centro ("Pilates Studio") junto a su esposa, Clara, y su labor empezó a ser reconocida. Desde entonces, son muchos los hospitales estadounidenses e ingleses que utilizan el método para mejorar algunas patologías. Pilates llamó a su método "Contrología", "la completa coordinación entre la mente, el cuerpo y el espíritu" pero con el tiempo, mudó su nombre por el de Pilates y la técnica se fue perfeccionando de tal manera que hoy se usa para modelar el cuerpo, endurecer, levantar y afinar así como también es recomendada para cuerpos enfermos o accidentados.

En 1945 escribió un libro, *Return to life* (Volver la vida), que explica y personifica la naturaleza de su método de musculación equilibrada. Tras su muerte, en 1967, su esposa heredó y perfeccionó el Estudio de New York difundiendo desde allí el método. Tres años más tarde, en 1970, Romana Kryzamowska, una antigua alumna y bailarina, se hizo heredera oficial de la técnica y directora del Estudio. Simultáneamente, otro discípulo, Ron Fletcher, abrió su centro en Los Ángeles.

Después de que Joseph Pilates murió, fueron muchas las personas que han hecho modificaciones en sus ejercicios. De ahí que se hayan creado varias escuelas y nuevos nombres cuyas bases están en el método creado por él.

De hecho, sus más doctos/as instructores/as aseguran que las clases se deben dictar de forma individual, por un tiempo de 55 minutos, y que su fin es mantener sano y equilibrado el cuerpo y la mente de quien lo practica.

En lo que sí todos los profesionales del método Pilates han estado de acuerdo es en que se debe pedir un certificado de estudios antes de tomar clases en un gimnasio o de forma particular, ya que si lo enseña una persona no formada adecuadamente puede ser peligroso para la salud.

1.2 - ¿Qué es el método Pilates?

El método Pilates de tonificación corporal es un sistema de ejercicios de fuerza y flexibilidad que busca reforzar y tonificar los músculos al mismo tiempo que los alarga, mejorando la postura, aportando flexibilidad, equilibrio, y unificando mente y cuerpo. Puede servir de gran ayuda en la prevención de lesiones y convertirse en una herramienta importante para la mejora del rendimiento deportivo. Otra vertiente del método es que puede ser utilizado como trabajo de rehabilitación.

El método consiste en un programa de ejercicios realizados en colchoneta o aparatos especialmente diseñados con la finalidad de mejorar la condición física y mental de la persona. Es una forma de desarrollar fuerza y flexibilidad de un modo equilibrado y de mejorar los síntomas de lesiones con rapidez y éxito. Los movimientos están diseñados para ejercitar en su máxima extensión cada músculo y se basan en seis principios: concentración, control, centralización, fluidez, precisión y respiración.

El método propone otra forma de realizar el trabajo muscular de fuerza-resistencia, de flexibilidad muscular y articular y del control postural. Se trata de un método muy intenso y efectivo, con un entorno distinto al acostumbrado por otros: un ambiente relajado, música suave, grata al oído y al espíritu, colores claros.
En definitiva lo que se busca es un trabajo integral de la mente, del cuerpo y del espíritu; impartiendo una educación corporal muy completa donde se trabaja el cuerpo como un todo, desde la musculatura superior hasta la inferior, interviniendo por igual y en armonía mente y cuerpo.

Cabe destacar que Pilates fue uno de los primeros métodos en reconocer un vínculo natural entre el físico y el estado mental adecuándose al viejo refrán "mens sana in corpore sano" y es por estas razones que se ha definido al método Pilates como el "Yoga Occidental".

1.3 - ¿Qué no es Pilates?

En torno a este método existe bastante confusión debido en parte al secretismo con que se empleó en sus comienzos, creando adeptos poco dispuestos a compartir su "hallazgo".
Pilates no consiste en levantar pesadas cargas o repetir movimientos demasiadas veces, ni tampoco en hacer esfuerzos exhaustivos o sin control. Casi todo lo contrario a lo que muchos usuarios esperan hacer en un gimnasio. No se utilizan balones medicinales, ni se hacen movimientos rápidos o violentos, ni hay que correr. Tampoco se emplea música ruidosa a las órdenes de un instructor insistente ni hace falta tener ritmo.

Pilates es anaeróbico, es decir, no usa aire, no hay que saltar ni agitarse. Por ello, es recomendable complementarlo con alguna actividad aeróbica.

Se trata de un trabajo muscular concentrado y profundo, pero no sirve para desarrollar musculatura superficial ni para dar volumen, por lo que es poco popular entre los culturistas. Pilates crea músculos largos y estilizados pero fuertes, parecidos a los de los bailarines.

1.4 - ¿En qué consiste el método Pilates?

El método Pilates es un sistema de acondicionamiento físico muy completo donde se trabaja el cuerpo como un todo, desde la musculatura más profunda hasta la mas periférica, y en la que intervienen tanto la mente como el cuerpo. Pilates es mucho más que un método. Se trata de toda una filosofía de entrenamiento del cuerpo y la mente.

Su objetivo es lograr un control preciso del cuerpo de la forma más saludable y eficiente posible. En definitiva, conseguir un equilibrio muscular, reforzando los músculos débiles y alargando los músculos acortados. Esto lleva a aumentar el control, la fuerza y la flexibilidad del cuerpo, respetando las articulaciones y la espalda. De este modo, el método permite al practicante conseguir la armonía de cuerpo y mente y desarrollar sus movimientos con gracia y equilibrio.

El método trabaja especialmente lo que se denomina "centro de fuerza " o "mansión del poder", constituido por los abdominales, la base de la espalda y los glúteos. Fortaleciendo estas partes del cuerpo se trabaja la energía "desde dentro hacia fuera", permitiendo realizar libremente los movimientos del resto de la anatomía.

1.5 - ¿Qué es el "Powerhouse" o "Mansión del poder"?

El Powerhouse es la idea genuina del método Pilates, lo que lo diferencia de un yoga dinámico, de un fitness tranquilo o de una danza. La idea se basa en que el control del cuerpo parte de una zona a la que Joseph Pilates llamó centro de poder, o mansión del poder o centro energético.

Pilates pensaba que toda la energía del cuerpo partía de esta zona localizada entre la parte inferior de la espalda y el abdomen, la cintura pélvica y la zona de los abdominales.

En la idea del Powerhouse, Pilates se adelantó a su tiempo, ya que ahora en todas las especialidades deportivas se sabe que para tener un cuerpo armonioso, imprescindible para los resultados deportivos, es necesario tener un desarrollo muscular fuerte y resistente en la zona pélvica. Desde los ciclistas hasta los nadadores, todos han optado por la práctica de abdominales como elemento esencial de su rutina diaria.

El cuerpo es una cadena cinética, donde un músculo se apoya en otro y ese en otro y en su conjunto forman un cuerpo y el centro de todos estos apoyos es la "Mansión del poder"o "Powerhouse".

Este concepto de Powerhouse propuesto por el fisiatra alemán ha sido ampliamente avalado por diversos investigadores. Fue la creencia de Pilates, que el control central era la esencia del control del movimiento humano, planteó que era necesario fortalecer el "centro del cuerpo" y desde allí desarrollar la fuerza y la armonía en el movimiento hacia el resto del cuerpo. Dijo, empíricamente, que una zona lumboabdominal fuerte y estable era fundamental para que desde ahí fluyera la energía y la fuerza hacia los otros segmentos corporales como el tronco superior, el cuello y las extremidades, favoreciendo la ejecución de movimientos eficientes, gráciles y armónicos. Sus nociones en mecánica del movimiento y tal vez también sus conocimientos en algunas disciplinas orientales como el Tai Chi y Yoga fueron relevantes a la hora de plantear su sistema y sus bases.

Para los chinos, en lo profundo de la zona abdominal entre el ombligo y el pubis se ubica el Tian Tan o Templo del cielo, uno de los lugares donde se concentra la energía de la vida o Qi (chi), que fluye a través de múltiples canales a todo el cuerpo. Para los japoneses allí radica el Hara; los antiguos escritos del Japón dicen que en ese lugar está localizado nuestro centro de equilibrio y de él emergen todos los movimientos posibles del cuerpo, tales como andar, correr, saltar, girar, estar de pie, permanecer sentado, etc. Para la cultura oriental, la danza, la pintura, la música, el teatro, la meditación y las artes marciales se basan en el mismo principio de "estar en el centro", en el equilibrio, desde donde los movimientos y gestos espontáneos surgen para dar equilibrio, armonía, bienestar y belleza a la vida. Para lo orientales esta zona tiene tanta importancia que cuando se produce algún desequilibrio allí termina afectando al resto del cuerpo e inclusive puede afectar a la mente y las emociones.

Desde una concepción más occidental, la singular frase de la filosofía de la facilitación neuromuscular propioceptiva (FNP): "estabilidad proximal y movilidad distal" puede de cierta forma también reflejar las ideas de Pilates.

Por otra parte, en la misma zona donde Pilates ubicó el centro del cuerpo o Powerhouse se ubica el centro de gravedad y equilibrio de nuestro cuerpo, localizado un par de centímetros por delante de la segunda vértebra lumbar a una altura equivalente al 55% del alto de un individuo.

Los planteamientos empíricos de Pilates han sido demostrados por algunos investigadores en trabajos relativamente recientes. En ellos se ha comprobado, mediante estudios electrofisiológicos, que efectivamente es necesaria una zona lumbar fuerte y estable para la mayoría de los movimientos corporales.

1.6 - Filosofía del método

Según Joseph Pilates para alcanzar la felicidad es imprescindible dominar el cuerpo. Si a los treinta se está cansado y en baja forma, se es "anciano", y si a los sesenta se siente fuerte y ágil se es "joven", entonces, independientemente de la edad, si uno se siente ágil, fuerte y vital, la vida va a ser más plena.

Pilates desarrolló su método hasta convertirlo en una visión de un estilo de vida ideal, que sólo se puede conseguir a través de un equilibrio físico, mental y espiritual. Mediante la visualización, las células cerebrales inactivas recuperan la fuerza física y el estiramiento muscular del cuerpo, así como el vigor mental y una circulación sanguínea más eficaz.

Este espíritu del pensamiento y el movimiento constituye el primer paso hacia la reducción del estrés, la flexibilidad del movimiento y un mayor disfrute de la vida.

Pilates quería que su método no fuera aburrido y para ello se propuso que su sistema de ejercicios se practicara de la forma más agradable posible, permitiendo relajarse y recuperar la energía mediante ejercicios de esfuerzo relajado. Su idea era que se disfrutara cada movimiento, tomando conciencia de él y tonificándose al mismo tiempo. Ejecutando correctamente los ejercicios se optimizan sus efectos y beneficios logrando sentirse bien física y mentalmente. La filosofía del método Pilates se centra en el entrenamiento de la mente y el cuerpo para que trabajen juntos en pos de un objetivo de fitness total. Pese a haber nacido en una época muy diferente, Pilates comprendió los efectos de las presiones físicas y mentales de una agenda diaria ajetreada, por lo que buscó poder reeducar el cuerpo para que con eficiencia afrontara los quehaceres cotidianos. Lo más importante es que se disfrute con el ejercicio y que se obtengan los resultados deseados.

¿Por qué es diferente?

Una de las características esenciales del método es que, a diferencia con el trabajo que ha habido en los últimos años en fitness, no se ejercitan los músculos de forma aislada, y cada zona corporal por separado, sino que se trata el cuerpo como un todo integrado. En cada movimiento se realiza un trabajo combinado de fuerza y flexibilidad, de manera que se habitúa al cuerpo a realizar un esfuerzo controlado y relajado evitando someterlo a una excesiva tensión. El concepto de trabajar toda la musculatura simultáneamente, pero cambiando constantemente de movimientos, es la forma más eficaz de adquirir resistencia. Al usar todos los músculos del cuerpo al mismo tiempo, y durante toda la sesión, no es necesario sobrecargar ningún área.

En la mayoría de los deportes, se trabajan los músculos principales, y a medida que éstos se fortalecen y aumentan de volumen, se olvidan otros más pequeños y más débiles. Localizar estos músculos menores, aprender a utilizarlos, requiere una gran dosis de concentración, control y precisión, por eso se describe Pilates como un "ejercicio consciente".

Otra de las grandes diferencias con la mayoría de los otros sistemas de fitness es que Pilates está pensado como un proceso individual, y no como una actividad grupal en la que una mayoría con diversas posibilidades deba seguir el liderazgo de una minoría súper entrenada. En efecto, las sesiones de Pilates son personales, existiendo la versión semiprivada, es decir, un grupo de tres o cuatro participantes con la exhaustiva guía de un entrenador.

En el método Pilates se utilizan mucho las imágenes visuales, ya que crean un marco de referencia para el cuerpo. Cuando se pide a la mente que evoque imágenes, entra en acción el sistema de señalización corporal. La ventaja consiste en que ya no hay necesidad de pensar en el movimiento como algo exclusivo de una sesión de fitness, sino que se empieza a generar una conciencia en los movimientos que se realizan durante las actividades cotidianas.

Cada movimiento tiene un número máximo de repeticiones (cada ejercicio se repite entre 5 y 10 veces, con movimientos cortos y controlados, que ayudan a fortalecer y estirar los músculos sin engrandecerlos en masa) y esto es así porque suponiendo que el ejercicio se practique correctamente, los músculos se trabajan de una forma tan precisa y eficaz que es innecesario ir más allá. El método se centra en la calidad del movimiento y no en la cantidad. Si hacer mayor número de repeticiones nos va a llevar a una ejecución incorrecta, será mejor bajar el volumen de trabajo.

¿Quiénes pueden practicarlo?

El método Pilates lo puede practicar todo el mundo: jóvenes, mayores, personas que realizan algún otro deporte o las que llevan una vida más sedentaria. La única premisa es encontrar un centro donde se imparta y un entrenador experto para empezar a introducirse en el método.

También es recomendable para personas que se encuentran en proceso de rehabilitación o que han sufrido una lesión. De hecho, muchos fisioterapeutas aplican esta técnica, en combinación con otras, para tratar a sus pacientes.

La práctica del método Pilates debe estar supervisada por un entrenador cualificado y con diplomatura en esta técnica. Ésta es la única garantía de que realizaremos los ejercicios de forma correcta: el experto es quien sabe cómo mantener el cuerpo a tono y evitar que se produzcan lesiones innecesarias. Los más adeptos a la práctica del metodo son:

• Atletas: La práctica del método alarga y fortalece sus cuerpos, además les permite más ligereza y evita que sufran fatiga muscular.

• Personas con tensión crónica: Porque al alargarse sus cuerpos experimentan cómo el grado de tensión disminuye, logran tener más flexibilidad y sus cuerpos se vuelven más ligeros.

• Personas que tienen mala postura: Muchas personas, incluyendo jóvenes, tienen hoy en día mala postura. El problema con el cuerpo es que los ligamentos y tendones causan, a lo largo, problemas crónicos. Este método les ayuda a corregir la postura, así como también ayuda a las personas a verse con una figura más alargada y delgada, más estilizada y elegante, además de mejorar su salud.

• Para personas que practican ballet o cualquier tipo de danza, ya que el método Pilates se enfoca en el trabajo de fortalecer los músculos pequeños (los músculos intrínsecos). Estos músculos son los responsables del soporte del peso del cuerpo. La mayor parte del entrenamiento del cuerpo se hace a base del fortalecimiento de los músculos largos, pero en realidad son los pequeños los que están cerca de los huesos, los que cargan todo nuestro peso, que, al liberarlos o fortalecerlos, evitan que se apelmacen y así se libere el movimiento.

• Deportistas en general.

PRINCIPIOS BÁSICOS DEL
MÉTODO PILATES

"Debo tener razón. Nunca una aspirina. Nunca tuve una lesión en mi vida. El país entero, el mundo entero, debe hacer mis ejercicios. Serían más felices". (Joseph Pilates, 1965)

La finalidad del método es conseguir fuerza abdominal, mejorar la flexibilidad y tener un control total del cuerpo. (De hecho, en sus comienzos, Pilates lo llamó, "el arte del control o Contrología", porque cada movimiento es calculado y específicamente pensado para reducir el riesgo de lesiones y garantizar la eficacia de los ejercicios).

Los movimientos del método están basados en seis principios básicos:

1. Concentración

Se debe prestar atención a los movimientos que se están haciendo. La mente es indivisible del cuerpo para la correcta realización de esta técnica. La mente debe intervenir en cada movimiento y cuando el cuerpo y la mente funcionen como un equipo se alcanzará un programa de ejercicio ideal.

2. Control

En el método Pilates es muy importante que la mente controle completamente cualquier movimiento físico. En otras palabras, el movimiento y la actividad descontrolados producen un régimen de ejercicios fortuito y contraproducente. Algunos programas de ejercicios no dan importancia a este control y es por eso por lo que la gente se suele lesionar. El método Pilates se articula en torno al control muscular, es decir, sin movimientos bruscos, causales o irregulares, con el objetivo de evitar lesiones. Asimismo, el control mental es básico ya que el método considera la mente como indivisible del cuerpo.

3. Centralización

El cuerpo humano tiene un centro físico del que emanan todos los movimientos. Pilates llamó a esta zona como Powerhouse o Mansión del poder (comprendida por el abdomen, la parte inferior de la espalda y las nalgas). El método Pilates presta mucha atención al reforzamiento de este centro. Los músculos que están relacionados con la Mansión del poder sujetan la columna vertebral, los órganos internos y la postura que se adopta. Prácticamente, todos los ejercicios de Pilates se centran en el Powerhouse, con el fin de estabilizar el torso y poder estirar y alargar el cuerpo. La centralización mejora la cintura, reduce el estómago y corrige la postura que se adopta con el fin de prevenir tanto el dolor de espalda como otras enfermedades.

4. Fluidez de movimiento

Durante la práctica del método es clave realizar los ejercicios con fluidez, ni muy rápido ni muy lento. En Pilates no existen movimientos aislados o estáticos, sino que se sigue el fluir natural del cuerpo. El que practique este método no debe apresurarse en ningún paso, los movimientos deben ser suaves y uniformes, pues un movimiento rápido puede causar lesiones. Se debe pasar al ejercicio siguiente en cuanto se siente el esfuerzo, evitando los movimientos rígidos o espasmódicos.

5. Precisión

La precisión va en conjunto con el segundo principio, el "control". Pilates decía: "Cada vez que hagas ejercicio, concéntrate en los movimientos correctos, si no los harás mal y no servirán para nada". Se deben coordinar todos los movimientos y, en cuanto se conocen los pasos de cada ejercicio y uno se siente cómodo, se debe tomar el control del cuerpo e intentar hacer los movimientos correctos en cada ejercicio.

6. Respiración

El método Pilates hace hincapié en la importancia que tiene la pureza del flujo sanguíneo. Esta pureza se mantiene respirando correctamente mientras se hacen los ejercicios, al oxigenarse la sangre y eliminarse los gases nocivos. Joseph H. Pilates llegó a la conclusión de que la mejor técnica respiratoria para expulsar lo malo y absorber lo bueno es una exhalación plena forzada, seguida de un hinchado completo de los pulmones mediante una inhalación profunda. Por regla general, se inhalará para prepararse para un movimiento y se exhalará mientras se ejecuta.

2.1 - Concentración

La concentración es uno de los principios fundamentales para la buena práctica del método aunque todos ellos estén interrelacionados y sean dependientes entre sí.

El que practique Pilates debe concentrase totalmente en su cuerpo, en sus movimientos y en su respiración (la concentración en Pilates difiere de la concentración focalizada del fisicoculturismo o culturismo). Para notar los verdaderos beneficios del método es necesario aprender a mantener el nivel de concentración al máximo. La concentración nos llevará irremediablemente al control, y de la misma manera el control consciente nos lleva a la concentración total.

2.2 - Control

En el método Pilates es muy importante que el córtex cerebral y no las zonas profundas de nuestro cerebro controlen completamente cualquier movimiento físico.
Con el control consciente de las partes altas y frontales de nuestro cerebro evitaremos lo siguientes perjuicios que se pueden provocar durante la práctica del método Pilates:

Movimientos rápidos y descontrolados:
Cuando vemos que nos está picando un mosquito realizamos un movimiento rápido y descontrolado, este movimiento ha sido ordenado por las zonas profundas de nuestro cerebro, no ha sido un movimiento reflexivo y de ahí viene su rapidez, pero también su descontrol. En cambio, si queremos matar una mosca, utilizamos la técnica y no la velocidad. Este ejemplo sirve para ver la diferencia entre un movimiento controlado y un movimiento descontrolado.

Movimientos parasitarios:
Cuando una acción se repite multitud de veces, el cerebro crea conexiones de alta velocidad para que dicha ejecución o movi-

miento resulte más sencilla. Pero esto es contrario a lo planteado en el método Pilates, ya que la repetición masiva de un movimiento o una postura trae irremisiblemente movimientos parasitarios al movimiento en ejecución. Para evitar esto, tenemos que volver al primer principio básico de este deporte, "la concentración".

Movimientos incorrectos:

Puede que tengamos la concentración necesaria, pero no la técnica adecuada. Para adquirir una buena técnica controlada es necesario la guía de un instructor capacitado que evite que se realicen movimientos controlados y conscientes pero equivocados.

2.3 - La centralización

Pilates descubrió la importancia de un centro del cual partía toda la energía del cuerpo, centro al que llamó "Mansión del poder", el cual está constituido por los músculos que circundan el cuerpo, justo debajo de la cintura, alrededor de la pelvis. Se sabe ahora, a través de estudios recientes, que hasta los movimiento de precisión de la mano (como los que nos permiten escribir, por ejemplo) necesitan la participación activa de los músculos de la pelvis, real fundamento del movimiento. Es por eso que los ejercicios Pilates se inician en la Mansión del poder donde se encuentran los músculos abdominales, lumbares, de las caderas y de las nalgas. Para desarrollar la totalidad de estos, y de manera equilibrada, se necesita un trabajo de mucha precisión. Los músculos más profundos, y por eso los más difíciles de ejercer, piden un acercamiento particular: sus debilidades o sobrecarga pueden desencadenar trastornos y dolores del sistema músculoarticular.

2.4 - La fluidez

En el método Pilates debe existir un arte del movimiento logrando una fluidez que haga de la gimnasia una danza en la que no existan movimientos aislados o estáticos, sino que siga el fluir natural del cuerpo.
En los movimientos fluidos cuaja la armonía de uno con el todo y del todo con uno mismo bajo un constante movimiento.
Se hace imprescindible no detener el movimiento, antes de terminar se debe estar empezando el siguiente y hasta las pausas tienen que tener su momento y su espacio.
Obteniendo fluidez en los movimientos se pueden evitar movimientos bruscos, aceleraciones y desaceleraciones innecesarias, previniendo dolores musculares y lesiones.

2.5 - La precisión

Al igual que los anteriores principios elementales del método, un principio nos lleva al otro de forma que todos pertenecen al mismo y en su conjunto forman un todo que es el método Pilates.
Para llegar a la precisión de los movimientos, es necesario tener

control y por supuesto que para obtenerlo se hace imprescindible la máxima concentración.

La precisión de los movimientos, al igual que en el resto de las actividades gimnásticas, contribuye a lograr la perfección en el método Pilates. Esto es más importante que en el resto de los deportes o especialidades deportivas de los cuales ha surgido, como el yoga o el fitness.

Las cuidadas posturas sin el control y sin la precisión pueden provocar una lesión segura, padecer dolores en la columna vertebral o, como mínimo, no notar los impresionantes beneficios que tiene el método.

2.6 - La respiración

La respiración es una función vital que permite la absorción del oxígeno y el rechazo del gas carbónico.

El solo hecho de pensar en la respiración influye inconscientemente en su ritmo. Fenómeno voluntario e involuntario a la vez, es una complejidad de mecanismo nervioso, fisiológico, mecánico y también psicológico. Así, una "desafinación" respiratoria puede ser responsable de otras disfunciones, como dolores o malas coordinaciones.

El ser humano puede efectuar un control mental que permita modificar los parámetros de la respiracion (ritmo, amplitud...) desarrollando técnicas tales como el yoga, canto, etc..., que son una verdadera maestría de esta función. Los seres humanos somos capaces de controlar el ritmo de nuestra respiración, esto hace que podamos bucear sin tragar agua, cualidad que sólo los animales acuáticos tienen. Pero la mayor parte del tiempo, esta respiración es inconsciente, son las partes más profundas y antiguas de nuestro cerebro las que se encargan de establecer el ritmo, el volumen y el momento. Es más, tenemos que tener una buena concentración para mantener la respiración en lo consciente. Nuestro cerebro siempre intentará tener nuevamente el control.

En el yoga lo más importante respecto de una buena respiración es el "Prana", o energía sutil del aliento vital. El control del Prana conduce al control de la mente. Los ejercicios respiratorios son llamados Pranayamas, que significa precisamente "controlar el Prana".

Cuando un sujeto tiene conciencia de su respiración y de sus movimientos tiene un control total sobre su mente; mente y cuerpo se convierten en uno solo; esta unión más que mística nos envuelve y nos hace surgir como un nuevo "yo" capaz de abstraerse de los predicados, olvidar el terreno, el lugar y la vida. Sentirse inmortales dentro de su propio espacio y de su propio tiempo.

La idea básica del control de la respiración tanto en el yoga, como en el método Pilates e incluso en otras especialidades deportivas como el fitness, el fisicoculturismo o culturismo, es que si uno tiene el control consciente de su respiración también tiene la conciencia del momento.
Es así que dentro de un entrenamiento Pilates, la respiración es un principio clave siendo parte integral de cada ejercicio y siempre en coordinación con el movimiento.
También es fundamental dentro del método para facilitar la estabilización y la movilización de la columna vertebral y las extremidades, influyendo directamente en la postura de la caja torácica, la cual, si es mala, puede ser causa de patologías en las cervicales y lumbares.

En la práctica del método es esencial estar relajado antes de comenzar cada ejercicio y la respiración es un elemento clave para conseguirlo ya que hace que uno tome conciencia de sus tensiones y pueda relajar la musculatura. Los ejercicios Pilates, facilitando la respiración, aumentan la eficacia de la asimilación del oxígeno y de la capacidad respiratoria. Las diferentes escuelas Pilates ofrecen variantes en la forma de respirar dentro de un mismo ejercicio. Pero es un elemento común de importancia mayor por todas ellas.

Otros principios

Junto a estos principios, existen otros que son también fundamentales para la correcta ejecución del método y, por tanto, para maximizar sus beneficios. Estos son:

Imaginación

Durante la realización de los ejercicios se utilizan metáforas visuales para estimular el movimiento físico. Se utiliza el ojo de la mente para estimular el movimiento físico y así la creatividad se transforma en un factor muy importante para la realización de los ejercicios.

Intuición

Pocas veces escuchamos nuestro cuerpo, tendiendo a dar por supuesto el poder de nuestra intuición natural.

Es importante escuchar nuestro cuerpo y seguir nuestra intuición natural durante la ejecución de los ejercicios, o sea, no forzar lo que no es natural. Si algo duele no se debe seguir y más aún si se están realizando ejercicios en colchoneta y sin un instructor que sirva de guía. Se debe diferenciar claramente lo que hace sentir bien y lo que hace daño.

Integración

La integración es la capacidad de ver el cuerpo en su integridad, como un todo único. Los ejercicios en las máquinas, como los ejercitados en colchoneta, ponen en acción la totalidad de la masa muscular, de la cabeza a los pies y nunca se aislarán unos músculos ignorando otros. Por ende, para poder realizar los ejercicios correctamente es clave considerar el cuerpo en su integridad.

Flexibilidad

Todos los ejercicios del método están diseñados para flexibilizar y tonificar los músculos, consiguiendo una sensación de bienestar y facilidad de movimiento que se disfrute en cada una de las actividades que se hacen a diario: caminar, sentarse, agacharse, correr, etc...

Rutina

Cualquier persona que quiera ver algún progreso en su vida, debe tomar el método como una rutina y ser paciente para poder observar los resultados.

Por lo tanto el método Pilates desarrolla en quienes lo practican aptitudes como la atención y la disciplina. Además, se consigue un dominio total de la motricidad y un mayor conocimiento del propio cuerpo, lo que eleva la autoestima y refuerza la capacidad de concentración y control del individuo. El método Pilates a traves de sus principios trata de hacernos más fuertes de cuerpo y de mente.

Método Pilates, movilización y estabilización

Dos principios mecánicos del movimiento corporal, opuestos pero complementarios, dan al cuerpo su inmensa paleta gestual: desde la motricidad más fina hasta la fuerza y la agilidad. Estos principios son la movilización y la estabilización de las articulaciones.

El cuerpo es un sistema neuro-músculo-esquelético. Los dos primeros calificativos se refieren a la contracción muscular y al control gestual. El tercero, al complejo articulado y móvil del esqueleto, verdadera estructura que permite el movimiento. Sin huesos ni articulaciones, los gestos se parecerían al temblor de la gelatina.

Una acción de precisión como escribir o pintar tiene que ser considerada en estas tres dimensiones. Aparentemente se moviliza únicamente una parte del cuerpo (en este ejemplo: la mano). Pero en realidad, es la coordinación de la totalidad de este conjunto: todo el cuerpo está activo, desde el apoyo en el suelo hasta cualquier otra extremidad en desplazamiento. Aunque algunas partes no parecen moverse, tienen el papel esencial de soporte del movimiento de otras partes.

Un cuerpo preparado es el que ha desarrollado una perfecta adecuación con las necesidades de las acciones por efectuar, o sea adquiriendo un alto control de su capacidad a deformarse (la movilidad) y a resistir la deformación (la estabilización). Y eso concierne particularmente a la columna vertebral, pieza central del esqueleto que comporta tantas articulaciones y posibilidades de movimiento.

El método Pilates lo integra en dos principios esenciales que se encuentran en cada ejercicio: el movimiento y el aislamiento.

En la técnica Pilates, las piezas del cuerpo que no tienen desplazamiento en el espacio tienen tanta, sino más, consideración como las que se mueven. La fuerza y originalidad del método es, entre otras cosas, el haber concebido una numerosa serie de ejercicios que enfocan simultáneamente o sucesivamente estos dos principios, obligándonos a reorganizar nuestro cuerpo en todas las dimensiones posibles.

Su proyecto es literalmente construir un cuerpo armonioso, desarrollando su equilibro, su conciencia, la excelencia de sus coordinaciones, su capacidad de adaptación, su flexibilidad y su fuerza. Es por eso que se trata de un método realmente completo.

Además, la realización paso a paso y muy consciente de estos ejercicios permite la economía de un aprendizaje del gesto por las numerosas repeticiones: el método evita el estrés de las articulaciones consecuentes y se revela mucho más seguro y efectivo.

BENEFICIOS DEL
MÉTODO PILATES

3.1 - Beneficios del método

"En diez sesiones sentirás la diferencia, en veinte sesiones verás la diferencia, y en treinta sesiones te habrá cambiado el cuerpo". (Joseph Pilates)

Los resultados del método Pilates comienzan a notarse enseguida, de modo que durante la primera sesión ya se siente que los músculos están trabajado.

Pilates resumió la efectividad de su método con la siguiente frase: "En diez sesiones sentirás la diferencia, en veinte sesiones verás la diferencia, y en treinta sesiones te habrá cambiado el cuerpo".

El método Pilates no sólo logra cambiar el cuerpo sino también la mente y la forma de relacionarse con el entorno. Para conseguirlo, se basa en un profundo control del cuerpo y la mente con el fin de activar el sistema sanguíneo y el linfático, estirando cada músculo y tendón para estilizar el cuerpo. Todo se realiza bajo un estricto control del sistema cerebral y de ese modo se consigue el esculpimiento del cuerpo, trabajando simultáneamente físico, mente y espíritu.

La clave de Pilates es ejercitar el cuerpo desde el centro (Powerhouse) hasta las extremidades, adoptando prácticamente todas las posturas posibles, algunas increíbles. Para maximizar sus beneficios, el "paciente" debe ir superando poco a poco distintas fases y ejercicios, siendo el control de la respiración indispensable para activar cada músculo con un propósito específico.

Pilates trabaja minuciosamente cada engranaje del cuerpo para devolverle su funcionalidad y sacarle el máximo rendimiento obteniendo resultados espectaculares.

Algunos de los pincipales beneficios de Pilates son:

• Ofrece un acondicionamiento físico y mental desarrollando un cuerpo armónico.

• Fortalece las articulaciones y alcanza la armonía entre el cuerpo y la mente.

• Usando la gimnasia correctiva, permite acelerar la recuperación tras una lesión y mejorar las secuelas de trastornos como la osteoporosis y la escoliosis.

• Permite sacar el máximo rendimiento al organismo con el mínimo estrés o daño.

• Combinando elementos de quinesioterapia y yoga, logra hacer a la persona partícipe de su propia rehabilitación y consciente de la prevención de futuros trastornos.

• Mejora la postura y alivia los dolores lumbares, desarrollando los músculos abdominales.

• Favorece la agilidad, la coordinación, la destreza, el equilibrio corporal y la flexibilidad.

• Estimula la circulación sanguínea y tonifica los grandes grupos musculares sin olvidarse de los músculos pequeños y profundos.

• Desenvuelve los músculos que soportan la espalda, eliminando dolores crónicos.

• Revitaliza, entrega gracia y habilidades naturales a los movimientos.

• Alivia problemas relacionados con el estrés, disminuyendo tensión, ansiedad y fatiga.

• Desarrolla la concentración y atención.

• Aporta gran vitalidad y fuerza permitiendo minimizar el esfuerzo para realizar las tareas cotidianas más pesadas o de cualquier otro tipo.

3.2 - Pero...

• No es un programa para perder de peso, y no produce un aumento significativo de la capacidad aeróbica.

• Tampoco es un método para el desarrollo de la masa muscular (hipertrofia), ya que los niveles de sobrecarga muscular son mínimos.

Para cumplir con estos últimos objetivos existen otros métodos específicos ampliamente difundidos en el mundo del fitness.

3.3 - Tener en cuenta

Tampoco hay que caer en engaños ni dejarse llevar por las modas. Pese a los beneficios que tiene el método Pilates también hay que saber que es un sistema que requiere un gran esfuerzo y autocontrol, los cuales no todos son capaces de realizarlos. También la precisión que exigen algunas posturas es un obstáculo para muchas personas, que encontrarán este método demasiado exigente física y mentalmente.

A quienes huyen de las ruidosas y rapidísimas clases de aeróbic les encantará cuidar su cuerpo y su mente con los ejercicios lentos y suaves de Pilates, pero pueden encontrar ciertos movimientos demasiado difíciles aunque estén acostumbrados a entrenar.

Otro inconveniente es que no es fácil encontrar sesiones de Pilates, ya que se imparten en centros muy exclusivos y, por ello, muchas veces demasiado caros. Y dado que los instructores deben ser diplomados y no hay demasiados, las posibilidades se reducen.

Una opción que se está imponiendo en algunos centros son las clases de Pilates con colchoneta, en las que se incluye una parte aeróbica con música, y son parecidas a las clases colectivas comunes en los gimnasios.

Los beneficios de este tratamiento son muchos: forma cuerpos estilizados, esbeltos y flexibles; estiliza piernas, endurece la panza, afina la cadera, levanta la cola y endurece los brazos. Además, su componente de yoga permite corregir la postura y lograr una apertura corporal. Pilates elonga, distiende, sirve para ejercitar músculos lesionados (con un seguimiento especial).

Con Pilates no se necesita saltar o agitarse. Por el contrario, es lento y suave, aunque sumamente concentrado. Pilates requiere de esfuerzo y mucha precisión, por lo cual puede parecer difícil en un comienzo.

La rehabilitación a través del método Pilates

El principal objetivo de la aplicación de la técnica Pilates en rehabilitación de problemas músculoesqueléticos es lograr la alineación corporal, la tonicidad eficiente de la musculatura, el control motor y el movimiento funcional sin dolor. Esto quiere decir que las personas con lesiones o patologías del sistema músculoesquelético pueden moverse normalmente, controlando sus movimientos y fuerzas, sin molestias ni dolor, con sus articulaciones estables y un cuerpo estructuralmente alineado y fuerte.

Los huesos del cuerpo se relacionan entre sí en las articulaciones; para que estas no sufran y no estén expuestas a lesiones o problemas, es necesario que estén correctamente alineadas y estables y así puedan realizar los movimientos normales para los cuales están diseñadas. Cuando existe un desarrollo asimétrico y no armónico de los músculos que participan en un movimiento articular, como ocurre en un ciudadano común y corriente que realiza generalmente los mismos movimientos, utilizando siempre los mismos músculos en desmedro de otros (por ejemplo, cuando utilizamos nuestros brazos habitualmente: hacemos fuerza cuando los doblamos, al levantar algo, apretar, etc., y muy rara vez hacemos fuerza cuando los extendemos, lo que lleva a un crecimiento del bíceps, en desmedro de los músculos de la parte posterior del brazo), algunos músculos "tiran" más que otros y la articulación pierde su alineación y estabilidad (los huesos se desplazan en posición de reposo, y cuando se mueven lo hacen con una relación anormal entre ellos). Estos desplazamientos son a veces mínimos, y no son detectados por el ojo humano, pero los eficientes y precisos mecanismos de control que tiene el cuerpo sí los detecta. Entonces, el cuerpo en forma automática intenta neutralizar estas pequeñas "desviaciones", y hace que algunos músculos comiencen a "tironear" para tratar de corregir el problema. El músculo que tironea termina contracturado y doloroso, ya que no es capaz de generar la fuerza suficiente para neutralizar al músculo que está más desarrollado. No es capaz de hacerlo cuando sólo es un problema de desbalance muscular y tampoco será capaz de corregir una alteración en la anatomía de la articulación una vez que ésta se ha producido a consecuencia de una inestabilidad mantenida en el tiempo (ej.: discopatía, artrosis, etc.), generándose un verdadero círculo vicioso que lleva al dolor y a la limitación funcional crónica. Este mismo fenómeno (la tracción mantenida del músculo sobre el hueso donde se fija mediante el tendón) hace que aumente la tensión ejercida sobre los tendones y los predispone a lesiones con facilidad (tendinitis, tendinosis).

Por otro lado, en presencia de inestabilidad las superficies de los huesos que articulan entre sí para permitir el movimiento "se acercan" o "se desplazan" y se relacionan en forma imperfecta, lo que con el tiempo comienza también a causar problemas de dolor y limitación para los movimientos. Estos fenómenos pueden ocurrir en cualquier articulación del cuerpo (rodillas, hombros, codos, muñecas, vértebras de la columna, etc.) y los principios de la rehabilitación basada en la técnica Pilates operan de la misma forma en cualquier parte del cuerpo, ya sea en la columna vertebral, en las rodillas, en los hombros, en las caderas, etc.

El trabajo programado de los diferentes grupos de músculos que participan en los movimientos de los distintos segmentos corporales, permite lograr movimientos fluidos, firmes, con articulaciones estables. Uno de los elementos más importantes en el trabajo de estabilización articular es la cocontracción muscular de agonistas y antagonistas, lo que es otro factor esencial de la plataforma de rehabilitación basada en Pilates.

La progresiva estabilización de las articulaciones, que significa devolver a las articulaciones su posición y alineación normal, así como normalizar hasta donde sea posible la relación de las estructuras articulares entre sí (separar huesos que estaban muy cerca entre sí por mucha tensión muscular por ejemplo, o alinear articulaciones que están desalineadas por un desarrollo excesivo de un grupo muscular en desmedro de otro), es uno de los pilares de la rehabilitación basada en la técnica Pilates.

Los movimientos y ejercicios se realizan en forma armónica y sincrónica con un importante trabajo de respiración, para lo cual también es fundamental un alto grado de concentración. La participación de la respiración, controlada a voluntad en forma consciente, en el movimiento y la fuerza muscular, no sólo determina niveles óptimos de oxigenación hacia el cuerpo y los músculos, sino además permite alcanzar un alto grado de relajación mental, llegándose en algunos casos a niveles cercanos a los alcanzados durante la meditación profunda.

Cualquier esquema de rehabilitación basado en técnica Pilates comienza por el trabajo de estabilización y el fortalecimiento de la región lumbar, y desde ahí se va abordando la estabilidad, alineación y fortalecimiento balanceado de los otros segmentos corporales, lográndose finalmente la corrección postural y la estabilidad del sistema músculoesquelético en su totalidad.

El objetivo del movimiento funcional sin dolor se alcanza cuando hemos sido capaces de incorporar a nuestro repertorio inconsciente nuevos patrones de movimiento y postura, más naturales y más eficientes, con articulaciones estables y alineadas, con musculatura fuerte, tónica, flexible y balanceada.

3.4 - Reducción del estrés y la fatiga

En el acelerado ritmo de la vida actual, las tensiones físicas y mentales a las que nos vemos sometidos constituyen una seria amenaza para nuestra salud y nuestro estado de ánimo.
Sin cuidar el cuerpo, es imposible sentirse mejor, y más si se tiene en cuenta que un porcentaje elevado del estrés y la fatiga es el resultado de una postura incorrecta, de desequilibrios corporales o incluso de una respiración inadecuada.
Lo que propone el método Pilates es que antes de someter los músculos a las exigencias y rigores de la vida diaria, hay que aprender a fortalecerlos y controlarlos.
Al permitir que los movimientos estiren los músculos se habitúa

al cuerpo a un esfuerzo relajado, haciendo que se disfruten los movimientos en sí mismos.

Beneficios en cuanto a la osteoporosis

La osteoporosis es una disminución de la matriz ósea y de la resistencia mecánica que ocasiona susceptibilidad para padecer fracturas.

Los huesos están sometidos a un remodelado continuo, procesos de formación y reabsorción y también sirven como reserva de calcio en el organismo.

Por lo general, a partir de los 35 años se inicia una pérdida de pequeñas cantidades de hueso. Múltiples enfermedades o hábitos de vida pueden incrementar estas pérdidas, ocasionando osteoporosis a una edad menor.

La menopausia es la principal causa de osteoporosis en las mujeres debido a la disminución de los niveles estrógenos, reducción que también se produce por causas quirúrgicas cuando se extirpan los ovarios.

Otro punto para tener en cuenta, como agravante de la osteoporosis, son los períodos largos de inmovilización postraumatismo, o por desgaste del aparato locomotor, como en las personas de edad avanzada que alejan de su vida el hábito de realizar cualquier tipo de ejercicio físico.

La importancia del ejercicio

En el tratamiento y en la prevención de esta patología es muy recomendable la realización de un programa de ejercicio físico. Durante los ejercicios, los músculos realizan ciertas tracciones a

nivel de los huesos, lo que provoca que éstos retengan y posible-
mente ganen mayor densidad, estimulando la formación de masa ósea.

Con el método Pilates, mediante la utilización del equipamiento
adecuado y bajo la supervisión de profesionales de la salud y del
ejercicio físico, se puede realizar un plan de entrenamiento específico para aquellas personas con alto riesgo de osteoporosis,
complementando tres actividades básicas para su rehabilitación,
como la flexibilidad, el equilibrio y el trabajo muscular contra
una resistencia (fuerza).

Ejercicio de flexibilidad

Son especialmente recomendados porque ayudan a mantener o
aumentar la amplitud de movimiento, lo que facilita su realización de una manera más funcional y encaminando el esfuerzo físico en las actividades de la vida diaria.

Ejercicio de equilibrio

Un equilibrio bajo se asocia con mayor índice de caídas y fracturas, también con mayor tendencia a ser sedentario por falta de
confianza en sí mismo para realizar actividades físicas simples.
Debido a esto, progresivamente se va perdiendo la independencia física. Para mejorar el equilibrio es necesaria la realización de
ejercicios de fortalecimiento muscular, especialmente de abdominales, espinales, glúteos, glúteo medio, como base fundamental, teniendo en cuenta que es la principal musculatura para
mantener la corrección postural, lo que permitirá una mayor
fluidez del movimiento en las extremidades sin pérdida de equilibrio.

Ejercitación de fortalecimiento contra una resistencia

El trabajo de la resistencia y fuerza muscular es fundamental a cualquier edad. En los jóvenes, para optimizar su crecimiento y evitar lesiones en los deportistas. Después de los 40 años, la pérdida progresiva de la resistencia y fuerza muscular, producto en la mayoría de los casos de un sedentarismo prolongado, se asocia a debilidad muscular, hipotonía, debilitamiento óseo, caída del metabolismo basal con tendencia al sobrepeso, lumbalgias, etcétera. Después de los 60 años, la pérdida de la fuerza muscular se asocia a mayor índice de caídas, osteoporosis y fracturas, especialmente a nivel de caderas y columna. Después de los 75 años, la fuerza muscular va directamente ligada a la independencia física. Más del 70 por ciento de las personas de esta edad presentan dificultades en sus actividades de la vida diaria por disminución de la fuerza muscular.

En aquellas personas que padecen osteoporosis, se deberá prestar especial atención a que las adaptaciones del hueso se limiten sólo a la zona donde se trabaja.

El método Pilates quizá sea el programa de ejercicio físico de más candente actualidad, aunque los médicos lo vienen recomendando desde hace casi un siglo. Diseñado por Joseph H. Pilates para fortalecer y tonificar los músculos, hoy en día constituye el sistema más revolucionario de ejercicio mente-cuerpo para quien desea desarrollar un tono muscular estilizado y reestructurar su silueta sin necesidad de adquirir la voluminosa complexión física derivada de los métodos convencionales de trabajo corporal.

3.5 - Problemas de columna y el éxito del método Pilates

Los dolores de espalda son comunes en la anatomía de cualquier ser humano, ya sea por una mala postura, por tensión nerviosa o porque las vértebras de la columna iniciaron su desgaste natural. Sin embargo, se pueden prevenir y atenuar si –antes de que aparezcan las molestias– se le presta algo de dedicación a la zona. Fortalecer los músculos del torso y de la espalda manteniendo la flexibilidad de la columna son dos factores clave para prevenir la lumbalgia y estos son elementos que se trabajan en el método Pilates.

Ante todo, hay que aclarar que en caso de ya tener alguna molestia o dolor es fundamental consultar a un médico especialista antes de comenzar a hacer los ejercicios. Nadie mejor que él para asesorar sobre el tipo de ejercicios que se pueden hacer o no.

Algunos problemas de columna en los cuales el método está obteniendo éxito son los siguientes:

1. Lumbalgias y dorsalgias
Alivia de tensión de los músculos y mejora el alineamiento de las curvas.

2. Hernias de disco y ciáticas
Descomprime los nervios y reestructura la arquitectura de la columna para evitar las recaídas y los dolores.

3. Escoliosis
Contribuye a evitar su avance y, en ocasiones, mejora las curvaturas.

4. Espondilitis anquilopoyética y otras rigideces

Favorece la movilidad de la columna y la del tórax, mejorando la respiración.

5. Osteoporosis

Reduce la pérdida de hueso y mejora las curvas de la espalda (cifosis dorsal y lordosis lumbar).

6. Recuperación de operaciones de columna

Es un método muy seguro y rápido para rehabilitar tras una operación.

7. Dolores mecánicos por sobrecarga muscular

Fortalece los músculos y recupera la movilidad para los gestos del día a día.

Sesiones de Pilates con el Corrector de columna vertebral o espalda (Spine Corrector)

El Corrector de columna vertebral (también llamado Corrector de espalda, Spine Corrector o Step Barrel) es un aparato de Pilates con excelentes resultados terapéuticos ya que permite corregir diferentes afecciones y desequilibrios de la columna vertebral, además de aportar un completísimo trabajo de la zona abdominal y un gran estiramiento de la columna y las piernas.

Consiste en un escalón o "step" con forma angular adosado a medio barril acolchado, el cual posee la curvatura precisa para permitir trabajar y flexibilizar la columna en todos sus planos previniendo y corrigiendo con ello sus desviaciones y desequilibrios. Además, dadas las características del material acolchado, permite un suave y delicado amoldamiento de la persona en sus distintas aplicaciones.

El uso del Corrector de espalda está especialmente indicado para personas con problemas de desviaciones y problemas en la columna vertebral como escoliosis, cifosis y lordosis, para personas que sufren de tensión en la zona dorsal y cervical así como también para aquellas personas que deseen incrementar la intensidad y dificultad de sus sesiones o para aquellos que buscan ampliar la gama de ejercicios en las sesiones de Pilates.

3.6 - Pilates para embarazadas y recuperación posparto

Durante el período de gestación el organismo de la mujer experimenta un proceso biológico de adaptación en el que se producen grandes cambios anatómicos y fisiológicos. Entre ellos, se producen cambios posturales que pueden producir diversos malestares y un desalineamiento general del cuerpo, lo que suele ocasionar dolores y molestias (principalmente en la zona lumbar), descenso del nivel de energía, rigidez muscular y falta de aliento.

Para combatir estos malestares, el método Pilates, realizado bajo la supervisión de un profesional calificado, es un sistema de acondicionamiento ideal para mujeres embarazadas y una excelente alternativa para la recuperación posparto ya que, entre otros, aporta los siguientes beneficios:

• Fortalece la pared abdominal, importante para:
- Contener de buena forma el aumento del tamaño del vientre.
- La fuerza expulsiva durante el parto.
- Prevenir la diástasis de los rectos abdominales (separación anormal de los músculos de la pared abdominal).
- Disminuir la hiperlordosis lumbar (aumento de la curva lumbar ocasionado por el aumento de tamaño y peso del abdomen).

• Disminuye la tensión generada en los músculos ya que se trabaja con mucha relajación y elongación.

• Fortalece la musculatura en general ayudando así a la estabilidad articular, la que disminuye por el aumento de la laxitud ligamentosa en este período.

• Mejora la mecánica respiratoria y, con ello, la oxigenación de los tejidos y del bebé, ya que la técnica Pilates utiliza la respiración como un elemento esencial en todos sus ejercicios.

• Por el trabajo en la musculatura de extremidades inferiores, disminuye la fatiga, edemas (hinchazón por retención de líquido) y mejora el retorno venoso previniendo o disminuyendo el riesgo de desarrollo de várices.

• Mantiene y mejora la movilidad de las articulaciones, por ser un ejercicio suave y sin impacto.

• Fortalece el suelo pélvico, ya que a diferencia de otro tipo de ejercicios, la técnica Pilates tiene ejercicios que contribuyen al trabajo de estos músculos ayudando así a la recuperación posparto y a mantener el adecuado control del esfínter evitando con ello la incontinencia de orina.

Para poder beneficiarse de los resultados del método Pilates y evitar lesiones en la futura madre y el bebé es necesario adaptar los ejercicios y las sesiones a las características particulares de cada mujer embarazada y a su etapa de gestación. Después del parto, el método de Pilates es excelente para recuperar la forma, pero será el médico el que indicará en qué momento se puede comenzar.

3.7 - Pilates para niños

Nunca es demasiado pronto para comenzar a realizar Pilates, de hecho muchos de los ejercicios del método están basados en movimientos naturales y comunes en los niños. El problema se presenta con los años, ya que se van perdiendo dichos hábitos sanos por otros que degeneran y lastiman el cuerpo.

La práctica del método Pilates desde la infancia sería ideal para de mayores no tener que reeducar el cuerpo, sino solamente mantener la evolución natural del mismo.

El método Pilates justamente ayuda al desarrollo natural del cuerpo ya que los estiramientos y la descompresión ayudan a un crecimiento sano e integral, estimulando el cuerpo y la mente de los niños. Beneficiándolos en el progreso de la fuerza, resistencia, flexibilidad, coordinación y equilibrio y enseñándoles a trabajar desde jóvenes con control y tomando conciencia de su cuerpo.

Aprenderán a mantener una postura correcta en las diversas situaciones cotidianas de la vida (sentarse, andar, agacharse, etc.) fortaleciendo y alargando los músculos del abdomen y de la espalda, lo que les prevendrá de lesiones futuras.

Tambien introducirá a los niños en el mundo de la salud y el deporte, motivándoles a practicar otras disciplinas como danza, gimnasia, fútbol, artes marciales y deportes en general, ayudándolos en la práctica de cualquiera de ellos.

Si desde pequeños nos enseñasen a trabajar y cuidar correctamente nuestro cuerpo, más del 60% de los problemas músculoesqueléticos causantes de bajas por enfermedad serían erradicados.

En el caso de los ancianos, es una técnica muy beneficiosa porque al potenciar el equilibrio, el riesgo de caídas es menor. Por otra parte, al mejorar la respiración actúa como una burbuja de oxígeno y tonifica la musculatura y esto favorece considerablemente la movilidad.

DINÁMICA DEL
MÉTODO PILATES

4.1 - Dinámica del método Pilates

Para poder practicar el método de modo correcto y así evitar posibles lesiones y maximizar sus beneficios, es necesario realizar los ejercicios de una manera adecuada y bajo la supervisión de un profesional, ya que requieren una técnica que debe ser aprendida y medida mucho más en su calidad que en su cantidad.

Además, para el buen desarrollo de los ejercicios es clave mantener un correcto alineamiento corporal, una concentración constante y un control y una coordinación constante de la respiración. Todos los ejercicios deben hacerse de forma controlada y precisa.

El método Pilates se puede clasificar en dos categorías: el método sencillo, que no requiere más que una colchoneta y el método avanzado, donde se utilizan máquinas especialmente diseñadas, aparatos y dispositivos como pesas, poleas, camas de estiramiento, balones, etc. Mientras que el método sencillo se puede practicar en cualquier sitio, el segundo se suele practicar en gimnasios o locales regentados por profesionales.

El método se compone de más de 600 ejercicios, con diversas variantes, en los que se trabaja especialmente con los abdominales, los oblicuos, la base de la espalda y los glúteos. Como decíamos existen aparatos especiales para realizar algunos de estos ejercicios, pero en su mayoría se realizan tumbados sobre una superficie especialmente acondicionada (colchoneta o mat) para evitar presiones sobre los músculos y las articulaciones. `

Realizando series compuestas por varios de estos ejercicios, y con pocas repeticiones, se consigue el fortalecimiento y estiramiento de los músculos sin que éstos aumenten su volumen.

Las máquinas de Pilates

Joseph H. Pilates inventó un sistema único y original de aparatos para realizar los ejercicios basados en su método. Cada uno de ellos tiene sus propias características:

– Cadillac
Es una plataforma en forma de cama rodeada por un marco de metal. Con este aparato se trabajan fundamentalmente el abdomen, las caderas y el pecho.

– Universal Reformer
Trabaja los pies, los muslos, la columna, el abdomen y los hombros. El reformer también es un aparato en forma de cama en donde se combinan diversos tipos de movimiento, equilibrio y fuerza, que son esenciales para el desarrollo diario y óptimo del ser humano, a través de resortes, mancuernas, agarres, cuerdas y plataformas deslizantes, y en donde se pueden desarrollar más de 500 ejercicios diferentes.

- Silla baja

Pilates la diseñó para que funcionara como una especie de gimnasio casero. Los ejercicios que se realizan en esta silla trabajan las rodillas, los pies, los hombros, la columna y el abdomen.

- Silla alta

Es una silla con un soporte alto para la espalda y otros a los lados para las manos. Es un buen aparato para la rehabilitación de la rodilla y el pie.

- Barril grande

Lo utilizan los bailarines cuando quieren realizar series de estiramientos avanzados. También se puede usar para endurecer el abdomen y fortalecer la columna y las piernas.

La máquina más utilizada es la Universal Reformer, de la que se ha hecho una versión pensada para los clubes de fitness y para hacer clases colectivas y coreografiadas con música.

El Cadillac

1. Los muelles sustituyen a las pesas, por lo que el músculo trabaja sin sufrir sobrecargas y no se infla.

2. Desde la fuerza abdominal se realizan los movimientos, siempre con la espalda bien pegada para no dañarla.

3. Los estiramientos después de los ejercicios son muy importantes en el método Pilates.

4. Se trabaja articulación por articulación para nutrir los tejidos y movilizar los discos intervertebrales.

Universal Reformer

1. La plataforma deslizante de este aparato desafía la gravedad del cuerpo, que se ejercita de manera distinta.

2. El control de los músculos abdominales mueve la plataforma y fortalece la zona lumbar.

La silla

1. Trabaja los brazos con la fuerza del abdomen y los glúteos. Cualquiera puede practicar Pilates, incluso la gente con lesiones.

2. Antes de concluir la clase se realizan ejercicios en la pared, para salir a la calle con la postura corregida y la zona lumbar protegida.

El barril

1. Ideal para los ejercicios y estiramientos de la columna. Pilates lo creó utilizando medio barril de cerveza.

2. En pocos días aumenta la flexibilidad. Además, al fortalecer los músculos genitales mejora la vida sexual.

Los principiantes comienzan trabajando en colchoneta, en el piso y de a poco y a medida que van avanzando pasan a trabajar con los equipos especialmente diseñados

Valoración inicial

El método consta de una valoración inicial, que implica una primera toma de contacto con el método, en la que una serie de ejercicios sirven para valorar la condición física del interesado y poder seleccionar más eficazmente el programa de acondicionamiento.

El segundo paso consiste en algunas clases preparatorias, cuyo objeto es poner a tono físicamente al practicante para el futuro entrenamiento mediante clases semiprivadas. Se realizan todos los ejercicios necesarios para aprender la utilización de los aparatos y sus características particulares. Si bien pueden ser semiprivadas, las sesiones de Pilates son individuales. En ellas un monitor conduce la clase para dos o tres personas, pero siempre de forma en que se permita a cada uno llevar su propio ritmo y cumplir sus propios objetivos.

Existe una discusión entre quienes sostienen que para una adecuada práctica de Pilates el instructor debe supervisar en todo momento la correcta técnica de ejecución de cada uno de los ejercicios. Pero esta dedicación de un profesor por cada alumno encarece la práctica de este método y lo convierte en una actividad exclusivamente de elite. Y otros que sostienen que una vez que el practicante ha aprendido a realizar correctamente las técnicas, esa supervisión se hace secundaria y hasta innecesaria, quedando tal vez la posibilidad de un monitoreo ocasional de revisión.

Diferencias con otros programas de entrenamiento físico

• El método Pilates se diferencia de otros programas de entrenamiento físico en que en lugar de ir aumentando el número y la intensidad de los ejercicios a medida que el cuerpo se adapta, utiliza nuevos ejercicios que requieren un uso más sofisticado de los músculos y una precisión mucho mayor. Como vimos, el método busca el alargamiento, la flexibilidad y la tonificación de los grandes grupos musculares, sin olvidarse de los pequeños músculos profundos. De esta manera, movimientos muy pequeños, sin necesidad de ejercer grandes esfuerzos, producen grandes beneficios reequilibrando el cuerpo sin riesgo de daños o lesiones. Muchas personas que padecen una lesión dorsal o cervical pueden utilizar el método Pilates para estirar y reforzar el cuerpo y prevenir nuevas lesiones.

• Este método utiliza sistemas musculares oponiendo unos frente a otros. A diferencia de otros métodos que aislan y hacen trabajar músculos individualmente, los ejercicios de Pilates requieren la estabilización de algunos músculos, mientras que otros se encuentran en movimiento.

El objetivo del sistema es que el cuerpo logre una alineación sana y adquiera nuevos hábitos posturales mediante la observación y detección de los defectos posturales ya que los ejercicios del método Pilates están diseñados para mantener buenas posturas, mejorar la flexibilidad de las articulaciones y la flexibilidad y fuerza musculares. En Pilates se describen ejercicios de entrenamiento y ejercicios de rehabilitación para que el sujeto sea capaz de llevar a cabo las tareas diarias de una forma eficiente.

• A diferencia de otras disciplinas como el aerobic, el step o el tae-bo, los movimientos de Pilates son lentos y suaves, pero sumamente concentrados. Pilates requiere esfuerzo pero su base de quinesiología y yoga protege en todo momento la columna vertebral, y su base de ballet asegura la elongación necesaria para no producir daño alguno.

• Este método es anaeróbico, es decir no hay que saltar ni agitarse. Se aconseja complementarlo con alguna actividad aeróbica, como caminar en la cinta, por ejemplo.

• El método trabaja especialmente con los abdominales, la base de la espalda y los glúteos como únicos puntos de apoyo: lo que se denomina "Powerhouse" o "Mansión del poder", del cual ya estuvimos hablando. Fortaleciendo estas partes del cuerpo se pueden realizar libremente los movimientos del resto de la anatomía.

• Para efectuar los ejercicios se trabaja con un equipo de aparatos especial. Todos los trabajos se realizan en posición inclinada, sentada, de rodillas o tumbado. De esta forma se evitan lesiones o presiones sobre los músculos y las articulaciones. Estos movimientos también pueden imitarse en colchonetas .

La importancia de la buena práctica del método Pilates

La elección de un centro o instructor capacitado es muy importante para la práctica del método. Por un lado, los amplios beneficios que ofrece el método son sólo obtenibles si se practica bien y conscientemente. La buena práctica no es solo repetir movimientos en forma mecánica. En segundo lugar, pero no menos importante, es el riesgo de lesiones que la mala práctica puede ocasionar. El método Pilates trabaja sobre todo el cuerpo en conjunto, es decir, sobre absolutamente todos los músculos, incluso aquellos que no trabajan en los quehaceres cotidianos. Esto puede ocasionar esfuerzos muy grandes sobre músculos débiles debido a su baja utilización, provocando daños físicos de muy variada gravedad.

Es muy importante elegir un instructor o centro de Pilates conocedor del método, sus beneficios y riesgos, y que se tome la enseñanza del método con absoluta responsabilidad.

La importancia del instructor

La práctica de método Pilates no es fácil y debe ser guiada por un instructor capacitado. El método no se aprende en poco tiempo, por lo que los instructores deben dedicar mucho tiempo a la capacitación y práctica. Debe saberse que la práctica errónea puede ser muy peligrosa.

Existen certificaciones internacionales de instituciones muy confiables, que exigen a los instructores todas las condiciones acordes para instruir en el método, reduciendo los riesgos y maximizando los beneficios que el método puede ofrecer. Dado que diversos ejercicios de Pilates involucran el cuello y la columna, la calidad de los instructores es más importante que en otro tipo de actividad gimnástica. El Pilates es una forma de entrenamiento de resistencia que fortalece los músculos y reduce la tensión mediante precisos ejercicios y movimientos hechos en el piso y en complicadas máquinas. Gracias a su fama de aliviar el dolor en la zona lumbar, el Pilates se ha hecho muy popular entre las personas mayores de 50 años.

Pero la creciente popularidad de la técnica ha superado la capacidad del sector para generar instructores calificados.

Algunos de los movimientos típicos del Pilates pueden provocar lesiones del cuello si no se ejecutan correctamente. Hay cuestiones en la técnica que podrían causar problemas.

Pilates en la actualidad

De los inicios a la actualidad, el método Pilates ha evolucionado de una forma vertiginosa; comenzó en Estados Unidos, pero en la actualidad se ha divulgado por todo el mundo con gran éxito. Se han desarrollado diferentes corrientes del método, las más importantes podríamos clasificarlas en "Pilates antiguo" (Old Pilates) y "Stott Pilates".

"Pilates antiguo" no quiere decir que no hayan realizado ninguna adaptación a las necesidades actuales del movimiento, pero sus principios son más similares a los del inicio de la técnica.

Dentro de lo que es "Pilates antiguo" a su vez existen diferentes corrientes por lo que utilizaremos como una representante de "Pilates antiguo" a Brooke Siler, propietaria del famoso estudio "re: AB" en Nueva York.

El aspecto que más fácilmente nos va a ayudar a diferenciarlo de Stott Pilates será el conocimiento de los principios básicos:

Concentración

Es la clave para conectar la mente y el cuerpo. Para trabajar el cuerpo, hay que estar preparado mentalmente, ya que es la mente la que lo pone en acción.

Control

Joseph Pilates diseñó su método en torno a la idea de control muscular, es decir, sin movimientos bruscos, irregulares o causales, que suelen ser la causa principal de las lesiones.

El centro del cuerpo

En el centro, se acumula un grupo considerable de músculos que requieren la debida atención. Pilates bautizó este centro como "Mansión del poder". Toda la energía necesaria para realizar los ejercicios se genera en la "Mansión de poder" y fluye hacia las extremidades, coordinando los movimientos.

Fluidez

No hay movimientos estáticos o aislados, ya que el funcionamiento natural de nuestro cuerpo no lo contempla. La energía dinámica sustituye los movimientos rápidos y bruscos de otras técnicas; la agilidad predomina sobre la velocidad.

Precisión

Cada movimiento tiene un propósito, una razón de ser, y cada instrucción es vital para el éxito global del ejercicio. Ignorar los detalles entraña sacrificar el valor intrínseco del ejercicio. Las acciones semiconscientes carecen de sentido.

Respiración

Para conseguir su idea de fitness total, Joseph Pilates desarrolló su método con la finalidad de limpiar el torrente sanguíneo a través de la oxigenación. Mediante espiraciones e inspiraciones completas, se expulsa el aire viciado y los gases nocivos que recalan en lo más profundo de los pulmones, reabasteciendo el organismo de aire fresco, que revitaliza todo el sistema.

Por otro lado, encontramos Stott Pilates; creado por la bailarina profesional Moira Stott-Merrithew después de un intenso entrenamiento en método Pilates y de investigación en fisiología del ejercicio. El repertorio de Stott Pilates consiste en una lista de más de 500 ejercicios de suelo y con equipamiento complementario incluyendo ejercicios en niveles: preparatorio, esencial, intermedio y avanzado. Así como secuencias equilibradas de ejercicios y modificaciones para poblaciones especiales.

Stott Pilates está diseñado basándose en la esencia y los principios de los últimos trabajos de Joseph Pilates, incorporando los conocimientos actuales sobre el cuerpo. Se centra en la estabilidad del núcleo, que incluye estabilización de la pelvis y de la cintura escapular, alineación neutral y patrones respiratorios; Stott Pilates también ayuda a restaurar las curvas naturales de la columna y a relajar tensiones.

En los principios básicos de Stott Pilates se establece que los ejercicios de esta técnica no se trabajan de forma separada, se trabajan juntos para crear un ejercicio inteligente, y al mismo tiempo seguro y efectivo.

Respiración

Una respiración correcta favorece la oxigenación de la sangre; durante el ejercicio, ayuda a relajar los músculos y a evitar tensiones innecesarias. La espiración profunda puede también ayudar a activar la musculatura profunda de soporte. Una respiración relajada y completa se centra en la mente y permite concentración en cada tarea.

El objetivo es crear un patrón respiratorio en el que se eliminen tensiones innecesarias particularmente del cuello, hombros y espalda media, enfatizando el reclutamiento del transverso del abdomen en la espiración, y manteniéndolo durante la inspiración. Con la contracción del transverso se favorece la estabilización de la región lumbopélvica.

Colocación de la pelvis

Se trabaja en dos posiciones básicas. La posición neutral de la pelvis, mantiene la lordosis lumbar natural de la columna. En la posición de tendido supino, el triángulo formado por las espinas ilíacas y la sínfisis del pubis tiene que estar paralelo al suelo.

La posición de *imprint* se refiere a una ligera retroversión de la pelvis con una ligera flexión lumbar con la contracción de los abdominales oblicuos aproximando la caja torácica y la pelvis. No es necesario presionar con la espalda baja, porque será debido a un exceso de la contracción del recto anterior o del glúteo.

Colocación de la caja torácica

La pared abdominal se origina en las últimas costillas. Para mantener una buena alineación de la caja torácica, es importante mantener la conexión de los abdominales sin elevar las costillas en la posición de supino. Hay que prestar mucha atención a esto cuando se inspira y se levantan los brazos.

Estabilización y movimiento del omóplato

La estabilización del omóplato es tan importante como la contracción de los abdóminales al iniciar cada ejercicio. Si no se hace hay una tendencia a sobrecargar el trapecio superior y la musculatura que rodea cuello y hombros.

Aunque el omóplato se mueve con los brazos, se debe mantener un cierto grado de estabilidad pero no rigidez. Se debe sentir que descienden los omóplatos y que se acercan el uno al otro como si hicieran una V. También se debe mantener una sensación de abertura.

Colocación de cabeza y cervicales

La columna cervical se tiene que mantener en su posición neutral. Cuando se realiza una flexión de la columna, la flexión cervical se producirá con un alargamiento de la parte de atrás del cuello, flexionando el cráneo al nivel de las dos primeras vértebras, no apretando la barbilla al pecho.

Comparando los dos puntos de vista del estudio del método Pilates, se puede comprobar que el estudio de Stott Pilates está basado en un análisis más exhaustivo del movimiento y de las implicaciones musculares del mismo.

PILATES Y GOLF

El método Pilates puede ser efectivamente usado para mejorar el juego en el golf potenciando fuerza, resistencia, control muscular y corrección de la postura (reorganización) mediante el fortalecimiento de diversos músculos estabilizadores (zona escapular). "Pilates Wellness & Energy" ha desarrollado un programa de ejercicios específicos, que tienen la finalidad de fortalecer y estirar muscularmente y prevenir lesiones típicas en hombros (manguito rotador), espalda baja y rodillas, corrigiendo a su vez el desequilibrio muscular debido a la naturaleza unilateral del golf. La habilidad para jugar energéticamente 18 hoyos de golf requiere de los elementos esenciales utilizados en un programa de Pilates: coordinación, equilibrio, fuerza, resistencia, flexibilidad y agilidad mental.

Beneficios que Pilates aporta al golfista

• Fortalecimiento del Powerhouse, porque el equilibrio es necesario para un swing uniforme y ayudará a estabilizar la columna vertebral, lo que prevendrá lesiones.

• Minimiza el riesgo de lesión en espalda baja, mejorando los hábitos posturales de esta zona en particular y del resto del cuerpo en general mediante ejercicios específicos de estabilización y de fortalecimiento abdominal.

• Mejora del acortamiento isquiotibial, mediante ejercicios de movilidad y flexibilidad que se introducen cuidadosamente en el programa.

• Aumento de resistencia muscular en las piernas, fortaleciéndolas para prevenir la fatiga.

• Mejora de la rotación del torso, y de flexibilidad de caderas y zona escapular para generar mayor energía y en consecuencia lograr mayor potencia.

• Fortalecimiento a nivel de extremidades (mano y antebrazo), y concretamente la muñeca (transmisora de la energía en el momento del impacto, fortaleciendo todo el brazo desde la articulación del hombro hasta la articulación de la muñeca).

• Corrección de desequilibrios musculares, que derivan en lesiones. La zona más débil se ejercitará para compensar los desequilibrios creados en el juego del golf.

Analizando el swing

Al analizar los movimientos más importantes en golf, vemos cómo funciona el cuerpo y cómo un programa específico de Pilates mejora sustancialmente su juego. Un alto grado de rotación requiere tener fuerza y control en hombro, zona dorsal, brazos y espalda baja.

Set-Up

El "stand" o posición a la bola es la fase más importante del swing y desde donde parte el movimiento inicial del backswing. Por lo tanto, lo que se busca en esta fase es mantener una base sólida y estable que proporcione firmeza y seguridad al swing. Por ello, el alineamiento, el equilibrio y la flexión son claves en esta fase. Un buen set-up aligera la tensión de la columna y proporciona estabilidad para el resto del swing.

Backswing

Es la subida del palo... la preparación... Durante el mismo la rotación del torso trabaja en sinergia con la elevación de lo brazos. Suben en bloque, caderas giran 45° y hombros siguen girando hasta 90° respecto a la posición de la bola.

Downswing

Es la bajada del palo desde su punto más alto en el backswing. La rotación adecuada es retirando primero las caderas y luego el tren superior, creando así una cadena cinética generando potencia en el giro cuidando de conservar el alineamiento y la estabilización de caderas y hombros, abrazando la línea media sobre su eje transversal.

Follow-through

Es la terminación del golpe. La actividad muscular generada hasta este punto del swing requiere del golfista que mantenga un grado de tensión en el momento de liberar el palo. Conseguimos el control de la postura y el equilibrio en el finish.

Prevención de lesiones en la práctica de golf con Pilates

La mala postura y una mala técnica causan muchas lesiones en el golf. Si dividimos el cuerpo en tren superior y tren inferior, decimos que en el tren superior es imperativo mantener la flexibilidad en los hombros, una buena estabilidad escapulotorácica y la prevención de desequilibrios musculares. Mientras que en el tren inferior, es igualmente importante potenciar la amplitud de movimiento en la articulación de la cadera y la flexibilidad en isquiotibiales, como también aumentar la resistencia de las piernas para lograr una base estable y mejorar el equilibrio y prevenir la fatiga.

Hombros

Es una parte muy importante para lograr un swing atlético. En consecuencia la musculatura de los hombros debe estar en buena forma y estar realmente flexibles. El daño suele venir en el hombro líder (izquierdo en golfistas diestros), derivando en hombro doloroso y tendinitis, por estar en una posición más elevada en el "stand" y por el grado de tensión al que se ve sometido desde el backswing hasta el punto de impacto. Con la práctica de Pilates se fortalece la espalda alta, se estabiliza la zona escapulohumeral y se le dará flexibilidad a esa zona. Fuerza y flexibilidad son las claves para mantener en forma ese hombro líder.

Codos, manos y muñecas

La epicondilitis humeral externa (codo de golfista) es una inflamación de los tendones del codo que lleva a la degeneración del área que lo rodea. Un hombro débil también contribuye al desarrollo de tendinitis en el brazo líder debido a la compensación con el codo. Si el hombro es débil, el codo y el brazo tienen que trabajar el doble para compensar esa inestabilidad.

Los ejercicios a continuación pueden prevenir estas lesiones:

Zona de espalda media alta

Los golfistas ocasionalmente tienen dolor e hipomovilidad (pérdida de amplitud de movimiento) en las zonas media y alta de la espalda, debido a una mala postura, la cual puede reducir la rotación de la columna. Incrementar el tono y la fuerza de estas zonas aliviará este dolor y ayudará al golfista a prevenir lesiones de espalda. Además los estiramientos adecuados proporcionarán una buena flexibilidad de la columna torácica.

Espalda baja

El dolor en esta zona es común en los golfistas por la disfuncionalidad del movimiento (mecanismo incorrecto del swing) y por la mala postura (mala estabilidad en la zona lumbopélvica). La mala postura es debida a la falta de control abdominal y estabilización lumbar. Unas caderas poco flexibles (acortamiento de flexores) también pueden generar esa mala postura y el dolor de la zona lumbar.

Rodilla

La articulación de la rodilla también sufre tensiones debido a la rotación y a la transferencia de peso a la que se ven sometidas. Fortalecer esta zona es clave para prevenir lesiones. Se ha desarrollado un programa de fuerza y flexibilidad para la musculatura alrededor de la articulación de la rodilla. También introducimos ejercicios específicos para facilitar la recuperación de lesiones, disminuyendo la tensión muscular (agarrotamiento) y la pérdida de fuerza.

Cuello

Las lesiones de cuello no son frecuentes, sin embargo un golfista con una columna cervical débil puede experimentar una rotación muy limitada en el cuello. Pilates puede mejorar este impedimento y darle estabilidad al cuello durante el backswing.

La práctica del método Pilates

Recomendaciones

Aunque el método Pilates es una gimnasia segura y saludable para todos, deben tomarse algunas precauciones básicas. Si se padece alguna enfermedad es preciso consultar al médico antes de iniciar el método. Incluso, si se ha sufrido en el pasado alguna lesión importante es conveniente preguntar al médico si se pueden realizar los ejercicios de este método.

Al inicio de los ejercicios se puede notar cansancio o molestias en algunos de los músculos poco ejercitados pero nunca dolor. La aparición de dolor en alguna zona significa que se ha cometido algún error al realizar el ejercicio. Si no se encontrase ningún error, el ejercicio no se debe practicar de nuevo hasta consultarlo con un instructor entrenado.

No es conveniente realizar los ejercicios en las dos horas siguientes a una comida, después de ingerir bebidas alcohólicas o si se encuentra bajo tratamiento con analgésicos o psicofármacos. Tampoco se deben realizar ejercicios si se tiene fiebre o se encuentra enfermo.

La ropa debe ser ligera y holgada en la cintura para que permita una total libertad de movimientos. Si los ejercicios se llevan a cabo en un gimnasio, pueden ser convenientes unas ropas más ajustadas como leotardos o calzones de ciclista para permitir al instructor una mejor valoración de los movimientos musculares.

Aunque los ejercicios pueden parecen sencillos, se los debe practicar bajo la supervisión de un profesional preparado, no se debe comenzar haciéndolos solo, pues es una técnica delicada y compleja que se debe aprender. Al tomar las clases se debe poner mucha atención para hacer los movimientos correctamente, mantener la postura adecuada, respirar adecuadamente y concentrarse para tomar conciencia de todo el cuerpo.

Puntos para tener en cuenta antes de empezar a hacer un ejercicio Pilates

Relajación

Como el método Pilates precisa control y concentración, muchos principiantes tienden a permanecer tensos o rígidos mientras ejecutan los ejercicios. Para evitar esta tendencia controladora hay que relajar los músculos al mismo tiempo que se conserva el tono necesario para mantener la posición de los ejercicios. Un indicio de que se están tensando los músculos es que éstos empiezan a ponerse rígidos y a temblar, debiéndose liberar parte de la tensión hasta que se alcance un equilbrio entre la rigidez y el colapso total.

La Mansión del poder

Para Pilates, la parte más importante del cuerpo es la zona que se encuentra entre la parte inferior de la caja torácica y la línea que cruza las caderas, a la cual llamó la Mansión del poder. En realidad, todos los ejercicios del método hacen que trabaje la Mansión del poder consiguiendo aplanar el abdomen, reforzando y desarrollando uniformemente la región lumbar.

Llevar el ombligo hacia la columna

Se debe reducir todo lo posible la distancia que hay entre el abdomen y la espalda. Un buen ejercicio para lograr esto sería apoyar la espalda en una colchoneta y respirar normalmente imaginando que un objeto pesado hace presión en el abdomen. Tirar del ombligo hacia la espalda y seguir respirando sin permitir que se eleve el abdomen. Mantener el abdomen plano mientras suben y bajan las costillas.

Pegar la columna a la colchoneta

Boca arriba, con los pies juntos y las piernas extendidas, pegar la espalda todo lo que se pueda contra la colchoneta y eliminar todo el espacio que haya entre la región dorsal y la colchoneta. Colocar los dedos en la parte de la región dorsal y presionar con toda la fuerza posible. Apartar los dedos, doblar las rodillas y girar los pies de modo que señalen al cuerpo. Ahora la espalda hará más presión sobre la colchoneta. Se debe repetir este ejercicio varias veces, sin hacerse daño por el esfuerzo, hasta que la espalda esté lo más pegada a la colchoneta que se pueda.

Evitar la hiperextensión

Cuando se extienden los brazos y las piernas tanto en los ejercicios Pilates como en cualquier otro, se suelen tensar y bloquear los codos y las rodillas. Esto puede producir una dislocación o una hiperextensión que cause una lesión.

Apretar las nalgas

Existe un ejercicio muy sencillo que refuerza los músculos flác-
cidos del glúteo (las nalgas) devolviéndoles su forma y tono. Estando de pie, tumbado o sentado, imaginar que se tiene una
moneda entre las nalgas y apretarlas de tal manera que hagan
presión sobre esta moneda imaginaria. Seguir apretando y haciendo que trabajen los músculos. Repitiendo con frecuencia este ejercicio sorprenderán los resultados que se consiguen en pocas semanas.

Rodar sobre las vértebras

Sea cual fuere el ejercicio Pilates que se realice, no hay que hacer movimientos bruscos o espasmódicos con la espalda. Joseph
H. Pilates hacía siempre hincapié en que se tiene que subir y bajar el torso de una manera suave y gradual, como si la columna
vertebral girara como una rueda, una vértebra cada vez. Lleva
tiempo conseguirlo, pero refuerza la espalda y evita que se den
muchos problemas.
La caja es la postura con la que, cuando se está completamente
derecho en pie, se puede dibujar una línea recta entre los hombros y entre las caderas.

Aspectos del lugar donde vamos a realizar los ejercicios

Ambiente adecuado

Para lograr cumplir correctamente los seis principios del método Pilates y obtener todos los beneficios que éste brinda, tanto
al cuerpo como a la mente, es absolutamente necesario trabajar
en un ambiente distinto al que se respira en los gimnasios con-

vencionales. Es decir, hay que huir de los recintos llenos de mostradores con productos alimenticios y "merchandising", así como de los espacios con música rápida y a un volumen estridente. Naturalmente, tampoco tienen sentido las habitaciones dotadas de infinidad de monitores de televisión que transmiten informativos y "videoclips".

Colores

Son muy recomendables los colores claros, aquellos que transmiten paz y tranquilidad.

Ruidos

Aislar la zona de trabajo de ruidos que exalten o que interfieran con la concentración. Tampoco son recomendables los ritmos musicales demasiado acelerados. El volumen de la música debe ser bajo, cumpliendo una función de compañía y ambientación.

Circulación de personas

Es muy recomendable que los equipos estén distribuidos de tal forma que el paso de personas no interfiera o interrumpa los ejercicios. Deben estar aislados del acceso principal, acceso a vestuarios o baños y de la oficina de administración.

Antes de empezar
Ejercicios de calentamiento abdominal

Elevación de tórax

El objetivo de este ejercicio es realizar un suave trabajo abdominal y desarrollar un control sobre la respiración.

La posición de partida es acostados, con las piernas flexionadas y las rodillas elevadas. Las manos cruzadas en la nuca. Inspirar, ahuecando los abdominales. Al espirar, levantar cabeza, cuello y hombros desde el suelo, mientras se mantiene la pelvis contra el suelo. Inspirar lateralmente, manteniendo la posición. Al espirar, bajar la cabeza, cuellos y hombros, manteniendo la tracción abdominal. Repetir el ejercicio 5 ó 6 veces.

Una variante avanzada de este ejercicio es una vez alcanzada la posición de elevación del tórax, inspirar mientras se eleva un muslo, expulsando el aire al bajar el pie al suelo. Se repite con la otra pierna, manteniendo la tracción abdominal, bajando finalmente la cabeza y los hombros.

Centena
Este es el ejercicio que Pilates utilizó como ejercicio inicial de calentamiento. El objetivo de este ejercicio es realizar un suave trabajo abdominal mientras que la columna dorsal se mantiene neutral. Se trata de un excelente ejercicio para mejorar el control muscular.
El ejercicio comienza con el sujeto acostado con las piernas flexionadas, las rodillas elevadas, los pies paralelos apoyados en el suelo y los brazos a los lados con las palmas mirando al suelo. La espalda debe estar apoyada en el suelo dejando en la región lumbar un espacio suficiente como para poder introducir la mano.
Inspirar y mientras se espira contraer ligeramente los abdominales al mismo tiempo que se eleva la pierna derecha hasta que la espinilla esté paralela al suelo, formando un ángulo recto con el muslo. Mantener esta posición durante unos segundos y luego estirar, subir los brazos y bajar rítmicamente los brazos cinco veces mientras se inspira y otras cinco mientras se espira hasta llegar a cien.

A continuación, elevar la otra pierna hasta la misma posición que la primera. Para mantener el equilibrio los hombros y la cabeza se elevan. Partiendo de esta posición se repite el alzado y bajado rítmico de los brazos como se ha indicado anteriormente, cinco veces mientras se inspira y otras cinco mientras se espira hasta contar cien movimientos.

Las personas ya adiestradas pueden terminar el ejecicio levantando y estirando ambas piernas hasta que forman un ángulo de 60° con el cuerpo que deberá estar completamente apoyado sobre el suelo. Después de mantener la posición entre 5 y 10 segundos, bajar las piernas para volver a la posición inicial.

Ejercicios de estabilidad pélvica
- Arrastre de piernas
El objetivo de este ejercicio es mantener la pelvis en una posición neutra al mismo tiempo que se desarrolla un sentido de estabilidad del abdomen y de los hombros.
La posición de partida es acostados, con las piernas flexionadas y las rodillas elevadas. Las manos cruzadas sobre el vientre. Inspirar, ahuecando los abdominales. Al espirar, deslizar un talón por el suelo usuando los músculos abdominales. Inspirando, arrastrar el talón de vuelta a la posición de partida. Repetir el ejercicio 10 veces.

- Elevaciones de piernas
La posición de partida es acostados, con las piernas flexionadas y las rodillas elevadas. Las manos cruzadas sobre el vientre. Al inspirar, levantar el muslo derecho de modo que la espinilla quede paralela al suelo. Al expulsar el aire, bajar lentamente la pierna hasta la posición de partida manteniendo la pelvis en posición neutra. Repetir el ejercicio con la otra pierna. Repetir 5 veces ambas elevaciones.

Una variante un poco más avanzada de este ejercicio es levantar una primera pierna al inspirar. Al espirar, levantar la segunda pierna. Asegurarse de que el cuerpo no se levanta y de que sólo trabajen los abdominales estando relajados la parte inferior de la espalda y la pelvis. Volver a la posición de reposo, bajando primero una pierna y luego la otra.

Si bien lo aconsejable es tomar las clases en un centro con asistencia profesional, una vez que se conozcan los movimientos por la enseñanza de un instructor capacitado, se los podrá hacer en la casa. Obviamente, sólo los de suelo.

Ejercicios de Pilates en colchoneta

El Pilates cuenta con gran cantidad de movimientos diferentes cuyo objetivo holístico plantea el trabajo simultáneo del cuerpo, la respiración y la mente. Para algunos de ellos sólo se requiere simplemente una colchoneta y son los que se describen a continuación.

1) Rolar hacia delante. Recostarse de espaldas con las rodillas flexionadas y los brazos a los costados del cuerpo. Inhalar profundamente tres veces y elevar el torso con los brazos extendidos al costado. Mantener la mirada hacia delante, pero con el cuello relajado para no contracturarlo. Al hacer la fuerza (levantamiento del tronco) exhalar el aire. Los pies deben quedar sobre el piso y las rodillas deben permanecer flexionadas. El ejercicio finaliza cuando uno se sienta realizando la mayor contracción abdominal y manteniendo las piernas flexionadas y juntas.

2) "El cien". Este ejercicio se utiliza para entrar en calor. Recostado de espaldas se deben elevar las piernas flexionadas llevándolas hacia el tronco, procurando que la columna no se despegue del piso. Luego elevar el torso para, de este modo, contraer tanto abdominales superiores como inferiores, mientras las piernas continúan flexionadas y los pies se encuentran en línea recta. En esta posición de contracción se mueven los brazos hacia arriba y hacia abajo mientras se realizan 5 inhalaciones primero y 5 exhalaciones después. El objetivo es completar cinco ciclos de respiraciones, luego relajarse y nuevamente repetirlo hasta realizar diez ciclos. Para aumentar la dificultad se puede realizar el ejercicio con ambas piernas extendidas. Al finalizar, bajar el torso y llevar las piernas flexionadas hacia el pecho.

3) Rolar hacia atrás. Postura inicial: sentado con las piernas flexionadas y la espalda derecha, los pies apoyados en el piso. El objetivo es bajar la espalda concentrando la fuerza en el abdomen. Mientras se desciende la columna debe arquearse para que la espalda forme una "c". Mientras tanto el mentón mira hacia el ombligo. Esta posición de contracción debe mantenerse mientras se realizan tres respiraciones profundas. Volver a la posición inicial y repetirlo tres veces.

4) Rolar como una pelota. En posición sentado, flexionar las piernas y elevar los pies del suelo. Tomar las piernas por detrás de las rodillas con las manos y curvar la espalda para alcanzar el equilibrio. Ir descendiendo hacia atrás para conseguir masajear la espalda en la colchoneta. La espalda siempre debe permanecer curva, las rodillas flexionadas y el mentón mirando hacia el ombligo. Continuar girando hasta que las piernas estén elevadas mirando hacia el techo (flexionadas). Exhalar en esa posición y volver a la original. Repetir el ejercicio de 6 a 10 veces.

5) Estiramiento de piernas. Acostarse con las piernas flexionadas y los brazos al costado del cuerpo. Tomar una pierna y presionarla flexionada hacia el pecho al tiempo que la otra se extiende hacia arriba. Mientras se realiza este ejercicio la cabeza y el pecho se levantan de la colchoneta para conseguir un estiramiento mayor. Repetir el mismo procedimiento con la otra pierna.

6) Círculos de piernas. Recostarse con el cuello estirado y los brazos a los costados del cuerpo. La pierna izquierda debe estar flexionada y el pie apoyado sobre la colchoneta y la pierna derecha permanecerá extendida y elevada. Con la misma realizaremos círculos hacia adentro que repetiremos cinco veces con cada pierna y en cada sentido (siguiendo las agujas del reloj y en sentido opuesto a las mismas). Los círculos no deben sobrepasar la línea de los hombros y deben ser acompañados por respiraciones profundas.

7) Estiramiento doble de piernas. Recostados en la colchoneta, flexionar ambas rodillas y llevarlas hacia el pecho. Sostener los tobillos con las manos y despegar la cabeza y los hombros de la colchoneta. Exhalar sin que la parte baja de la espalda se separe del suelo. Inhalar y extender ambas piernas conformando un ángulo de 45° al tiempo que se extienden los brazos y se llevan hacia adelante. Exhalar y nuevamente flexionar las rodillas hacia el pecho tomándolas firmemente. Repetir ocho veces estos movimientos.

8) Estiramiento de espalda. Sentarse con las piernas semiflexionadas y abiertas según el ancho de los hombros. Extender la espalda y los brazos hacia adelante. Exhalar y llevar el tronco hacia adelante y bajar la cabeza. La espalda debe arquearse al tiempo que los dedos de los pies apuntan hacia el techo. Inhalar y regresar a la posición inicial.

9) Balancín con piernas separadas. Sentarse en el extremo de la colchoneta, con las rodillas flexionadas hacia el tórax, separándolas a una distancia similar al ancho de hombros y sujetándolas de los tobillos. Luego empujar el ombligo hacia la columna e inclinarse hacia atrás hasta quedar en equilibrio, sobre la rabadilla con los pies levantados de la colchoneta. Extender las piernas hacia arriba, formando una V y en equilibrio, con los brazos extendidos.

Para iniciar el balanceo, tirar del ombligo hacia atrás y del mentón hacia el tórax. No se debe iniciar el movimiento con el impulso de la cabeza. Rodar hacia atrás hasta la base de los omóplatos, manteniendo siempre la postura y luego espirar para reincorporarse, mientras se sigue tirando del mentón hacia el tórax. Repetir el ejercicio 5 ó 6 veces.

10) Tirabuzón. Echarse de espaldas, con las piernas extendidas hacia arriba en un ángulo de 90° y con los brazos extendidos a los lados del cuerpo.

Inspirar y hundir el ombligo hacia adentro mientras se describe un círculo con las piernas. Las caderas no deben elevarse del suelo, el torso debe permanecer pegado al suelo.

Luego invertir la dirección del círculo, inspirando al empezar y espirando al terminar. Mantener la espalda siempre bien apoyada en el suelo. Contraer las nalgas y juntar la parte superior interna de los muslos de modo que no haya luz entre las piernas. Repetir el ejercicio 5 veces y terminar flexionando las rodillas hacia el pecho, para relajar la zona lumbar.

11) Sierra. Sentarse con la espalda lo más erguida posible, con las piernas extendidas y separadas como el ancho de las caderas. Flexionar los pies empujando con los talones hacia delante. Extender los brazos hacia los laterales del cuerpo. Inspirar y tirar el ombligo hacia adentro. Girar hacia la izquierda desde la cintura, comprobando que la cadera opuesta presione sobre la colchoneta.

Flexionar el tronco hacia adelante, aproximando la cabeza y el tórax a la pierna izquierda y estirando el brazo izquierdo hacia adelante, hasta que la punta de los dedos rebase la punta del pie. Continuar estirando el tórax hacia el muslo mientras se espira profundamente. Verificar que la cadera opuesta permanezca pegada al suelo.

Inspirar y reincorporarse impulsándose con el ombligo hasta recuperar la posición inicial.

Repetir la misma secuencia hacia la derecha, espirando profundamente al estirar la cabeza y el tórax hacia la pierna izquierda. Repetir el ejercicio 4 ó 5 veces y luego acostarse decúbito prono para realizar la hiperextensión de columna.

Ejecutando diferentes ejercicios con un número bajo de repeticiones, los músculos se fortalecen, se estiran y tonifican sin crear volumen muscular excesivo que lastra el cuerpo y limita la libertad de movimientos. El método Pilates da importancia a la calidad del ejercicio realizado y no a la cantidad, por lo que el control por parte de los profesores es vital, pues de hacer mal los ejercicios no sólo dejan de ser efectivos sino que pueden llegar a ser perjudiciales. Como vimos todos los ejercicios obedecen a los seis principios fundamentales. Concentración: es fundamental en todos los ejercicios, para coordinar el cuerpo y la mente con eficacia. Control: el movimiento descontrolado puede ocasionar lesiones, por el contrario, el movimiento controlado de forma adecuada mejora la coordinación y la agilidad del cuerpo. Centralización: el término original en inglés, "Powerhouse", define el centro de la energía corporal, compuesto por los múscu-

los abdominales, la columna lumbar y los glúteos. El fortalecimiento de este centro, origen de todo movimiento, ayuda a su-
jetar la columna y los órganos internos, a la vez que estira el
cuerpo y mejora la postura. Precisión: los ejercicios que compo-
nen el método tienen premisas de movimiento concretas, si no
se ejecutan con precisión pierden toda su eficacia. Fluidez: cada
ejercicio tiene un ritmo propio y debe practicarse combatiendo
siempre la rigidez. Respiración: los movimientos se coordinan
con una respiración específica para cada caso, mejorando la oxigenación de la sangre, aumentando el volumen pulmonar y eliminando toxinas del cuerpo.